LORI GOTTLIEB

TALVEZ VOCÊ DEVA CONVERSAR COM ALGUÉM
Diário

52 sessões semanais para **transformar** sua vida

VESTÍGIO

Copyright © 2022 Lori Gottlieb

Título original: *Maybe You Should Talk to Someone:*
The Journal: 52 Weekly Sessions to Transform Your Life

Todos os direitos reservados pela Editora Vestígio. Nenhuma parte desta publicação poderá ser reproduzida, seja por meios mecânicos, eletrônicos, seja via cópia xerográfica, sem a autorização prévia da Editora.

DIREÇÃO EDITORIAL
Arnaud Vin

REVISÃO
Julia Sousa

EDITORA RESPONSÁVEL
Bia Nunes de Sousa

CAPA
Diogo Droschi

TRADUÇÃO
Elisa Nazarian (textos) e Alex Gruba (introdução)

ADAPTAÇÃO DE PROJETO GRÁFICO
Christiane Morais de Oliveira

Dados Internacionais de Catalogação na Publicação (CIP)
Câmara Brasileira do Livro, SP, Brasil

Gottlieb, Lori
  Talvez você deva conversar com alguém : diário : 52 sessões semanais para transformar sua vida / Lori Gottlieb ; tradução Elisa Nazarian. -- São Paulo, SP : Vestígio, 2022.

  Título original: Maybe you should talk to someone : The Journal : 52 Weekly Sessions to Transform Your Life

  ISBN 978-65-86551-96-9

  1. Autoajuda - Técnicas 2. Diários 3. Terapeuta e paciente I. Título.

22-129771   CDD-616.8914

Índices para catálogo sistemático:
1. Diários : Psicoterapeutas e pacientes 616.8914
Cibele Maria Dias - Bibliotecária - CRB-8/9427

A **VESTÍGIO** É UMA EDITORA DO **GRUPO AUTÊNTICA**

São Paulo
Av. Paulista, 2.073 . Conjunto Nacional
Horsa I . Sala 309 . Cerqueira César
01311-940 . São Paulo . SP
Tel.: (55 11) 3034 4468

Belo Horizonte
Rua Carlos Turner, 420
Silveira . 31140-520
Belo Horizonte . MG
Tel.: (55 31) 3465 4500

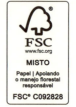
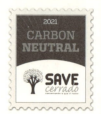

www.editoravestigio.com.br
SAC: atendimentoleitor@grupoautentica.com.br

Minhas queridas leitoras,

Gostaria de dizer que fiz esse diário para vocês – para cada uma de vocês, de qualquer parte do mundo, que entrou em contato comigo após a leitura de *Talvez você deva conversar com alguém* – para pedir algo a mais, um lugar para refletir e organizar todos os grandes pensamentos, sentimentos e revelações que vieram à tona quando vocês acompanharam as minhas sessões com John, Julie, Rita, Charlotte e, claro, Wendell. Vocês me contaram que se enxergaram nas pessoas e nos eventos descritos no livro e que fizeram marcações nas páginas, dobrando as orelhas de muitas delas, destacando e sublinhando momentos específicos, espalhando citações sobre escrivaninhas ou espelhos de banheiro acerca de tudo que parecia ocorrer de modo semelhante na vida de vocês.

Mas a verdade é que também fiz esse diário para mim. Suas cartas, e-mails, postagens em redes sociais e conversas que tiveram com outras leitoras são prova de que todas temos mais semelhanças do que diferenças. Temos em comum uma humanidade compartilhada, o que significa que estamos sempre passando por algum processo – e que crescemos em conexão com outras pessoas. Assim como escrevi no começo de *Talvez você deva conversar com alguém*: "Um terapeuta erguerá um espelho para os pacientes, mas os pacientes também erguerão um espelho para seus terapeutas. A terapia está longe de ser unilateral; ocorre em um processo paralelo. Diariamente, nossos pacientes expõem questões que precisamos refletir para nós mesmos. Somos espelhos refletindo espelhos refletindo espelhos, mostrando uns aos outros o que ainda não conseguimos ver".

Enquanto estava preparando este diário, percebi o quanto ele era útil também para mim. Porque enquanto meu livro possa versar sobre o que ocorre dentro das sessões de terapia, a lição dele é que nossas transformações se dão dentro de nosso coração e nossa mente. À medida que selecionava os temas que gostaria de compartilhar com vocês, fui me lembrando do que percebo muitas vezes como terapeuta e como alguém que faz terapia: temos as respostas para nossos problemas. Às vezes, apenas não temos acesso ao próprio conhecimento interior por causa de nossa história, nossa narrativa defeituosa, nosso condicionamento cultural e de todo o ruído "lá fora" – por isso precisamos de um guia.

Quero que este livro seja seu guia.

Criei este diário para espelhar o trabalho que faço com meus pacientes – para acompanhar vocês por meio de uma conversa com vocês mesmas. A estrutura do diário corresponde ao ritmo da terapia. Cada tema serve como um ponto de partida, uma ideia ou uma emoção que lhes encoraja a pensar sobre suas experiências, suas narrativas e seus relacionamentos de um modo diferente, algo que poderia ocorrer da mesma maneira em uma sessão de terapia. Os seis dias seguintes, que costumam ser o tempo que se passa entre as sessões, é uma oportunidade para refletir sobre suas reações iniciais ao tema, aprofundar e expandir essas reações e comprovar como os pensamentos evoluem. Sempre amei esse aspecto da terapia. Nos dias de intervalo entre duas sessões, vocês podem processar o que foi conversado, refinar pensamentos, diminuir padrões antigos e ineficazes e experimentar novas formas de estar no mundo. Quando retornarem à poltrona do terapeuta na semana seguinte, perceberão um progresso e seguirão adiante na conversa, aumentando a percepção, o que as levará à liberdade emocional.

Tendo isso em mente, ofereço tanto estrutura quanto criatividade, pois, embora seja uma maravilha ter seu próprio espaço privado, que é seu e somente seu, em certos momentos precisamos de algum suporte extra (na forma de ocasionais avisos bônus, para nos ajudar a seguir adiante) e de um lembrete para sermos gentis com nós mesmas. Como digo em *Talvez você deva conversar com alguém*, a pessoa com quem mais conversamos não costuma ser quem pensamos – por exemplo, algum companheiro, a melhor amiga, irmãs ou pais. A pessoa com quem mais conversamos é com a gente mesma. E essa conversa nem sempre é gentil, verdadeira ou útil. É aquela voz que talvez não percebamos com consciência, mas que sempre a escutamos muito alta. Então, no meio da semana, pedirei para trabalharem a autogentileza, a fim de terem certeza de que, quando pensarem no que vai resultar do tema daquela semana, adotarão uma postura mais de apoio do que de julgamento. Chegou o momento de se perguntar: o que estou conversando comigo mesma tem sido amável? É uma conversa sincera e proveitosa? Nesse espaço, vocês focarão na autocompaixão, um ingrediente necessário para promover qualquer mudança.

Todas as sextas-feiras, faremos mais um check-in chamado "Reflexão para o fim de semana". Aqui, vocês terão a oportunidade de reunir as reflexões de toda a semana – o que descobriram sobre si mesmas, e o que vão levar de bom desta para a próxima semana?

Também inseri no livro páginas para colorir, porque em algumas ocasiões contamos nossas histórias com imagens em vez de palavras. Assim como quando dancei com Wendell, dizendo com meu corpo algo que não conseguia mostrar de outra maneira, gostaria que este diário despertasse sentidos que possam ajudá-las a acessar a verdade sobre vocês mesmas. Todas temos diferentes modos de nos comunicar, inclusive conosco, e às vezes é necessário ir além das palavras. Em *Talvez você deva conversar com alguém*, Rita se comunicava por meio de sua arte, mas vocês não precisam ser artistas para se expressar visualmente. Podem até ir além dos limites das linhas – com esse objetivo, usem giz de cera! Mudem os desenhos, pintem além dos traços, utilizem pincel ou marcadores ou canetinhas, escolham cores que lhes tragam alegria. É sua criatividade, assim como é sua vida. Que seja maravilhosamente bagunçada.

Sempre digo para minhas pacientes que muito da nossa vida se resume às histórias que construímos para nós mesmas. Lembre-se de que, sempre que escreve, fala, desenha ou pensa sobre sua vida, você está contando uma história. São com elas que damos sentido para nossa vida, mas nenhuma história é definitiva. Na verdade, muitas delas podem ser bem editadas. Pense sobre suas histórias; examine-as atentamente. Permita-se expandir certos enredos e deixe de lado os que lhe pareçam estranhos. Você pode sempre rever isso. Pode sempre eliminar algumas histórias. Escrever é como fazer terapia, é um processo que lhe permite enxergar-se de forma mais nítida. É um processo de encontrar tanto o conhecido quanto o desconhecido de si mesma.

E assim como uma terapeuta lhe ajuda a traçar seus sentimentos desde as primeiras sessões, quando completar um ano, este diário servirá como uma transcrição do seu crescimento, um registro de como você se transformou ao longo de 52 semanas.

Em *Talvez você deva conversar com alguém*, digo que: "A maioria das grandes transformações começa com um passo minúsculo, quase imperceptível, que se soma a centenas de outros que damos ao longo da vida". Cada linha, frase e palavra que você escreve neste diário é um passo essencial no caminho para uma mudança relevante e duradoura.

Estou muito animada para embarcar no que acredito que será uma conversa que vai mudar a sua vida. Se você se sentir à vontade, por favor, entre em contato comigo pelas redes sociais para me informar como isso está acontecendo!

– Lori

TEMA PARA A SEMANA 1

"A maioria das grandes **TRANSFORMAÇÕES** resulta de centenas de pequenos passos, quase imperceptíveis, que damos ao longo do caminho."

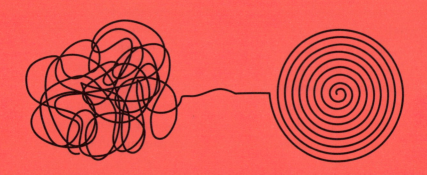

SEMANA 1 > PRIMEIROS PASSOS

DOMINGO / /

SEGUNDA-FEIRA / /

TERÇA-FEIRA / /

"Muita coisa pode acontecer no espaço **DE UM PASSO.**"

CHECK-IN DA GENTILEZA

A autorreflexão requer autocompaixão.
Como você tem conversado consigo mesma nesta semana?
Tem sido amável? É uma conversa sincera e proveitosa?

QUARTA-FEIRA   /   /

QUINTA-FEIRA   /   /

SEXTA-FEIRA / /

SÁBADO / /

REFLEXÃO PARA O FIM DE SEMANA

O que você descobriu sobre você mesma nesta semana?
O que você vai levar de bom desta semana para a próxima?

Desenhe um autorretrato de como você se enxerga hoje. Isso pode ser feito de forma tanto literal quanto impressionista, como desejar. O que faz você ser você?

"Pessoas que fazem terapia apresentam fotografias de si mesmas, retratos capturados em um momento específico. Cada imagem é você naquela fração de tempo, mas nenhuma é você em sua plenitude."

TEMA PARA A SEMANA 2

"É impossível crescer sem antes se tornar **VULNERÁVEL.**"

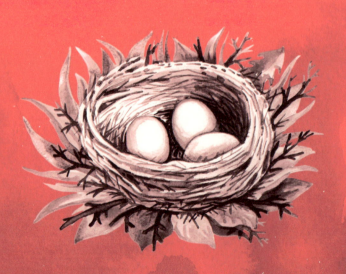

SEMANA 2 > VULNERABILIDADE

DOMINGO / /

SEGUNDA-FEIRA / /

TERÇA-FEIRA / /

CHECK-IN DA GENTILEZA

A autorreflexão requer autocompaixão.
Como você tem conversado consigo mesma nesta semana?
Tem sido amável? É uma conversa sincera e proveitosa?

QUARTA-FEIRA / /

QUINTA-FEIRA / /

SEXTA-FEIRA / /

SÁBADO / /

REFLEXÃO PARA O FIM DE SEMANA

O que você descobriu sobre você mesma nesta semana?
O que você vai levar de bom desta semana para a próxima?

"Do que temos tanto medo?

Não é como se fôssemos
espiar naqueles cantos escuros,
acender a luz e descobrir um
bando de baratas.

Os vaga-lumes também
adoram a escuridão."

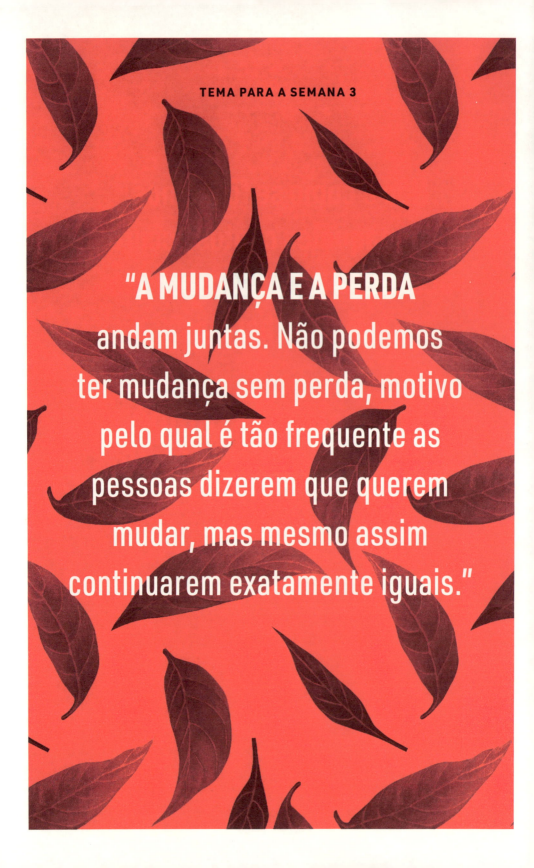

TEMA PARA A SEMANA 3

"A MUDANÇA E A PERDA andam juntas. Não podemos ter mudança sem perda, motivo pelo qual é tão frequente as pessoas dizerem que querem mudar, mas mesmo assim continuarem exatamente iguais."

SEMANA 3 > RESISTÊNCIA

DOMINGO / /

....

....

....

....

....

....

....

SEGUNDA-FEIRA / /

....

....

....

....

....

....

....

TERÇA-FEIRA / /

....

....

....

....

....

....

CHECK-IN DA GENTILEZA

A autorreflexão requer autocompaixão.
Como você tem conversado consigo mesma nesta semana?
Tem sido amável? É uma conversa sincera e proveitosa?

QUARTA-FEIRA / /

QUINTA-FEIRA / /

SEXTA-FEIRA / /

SÁBADO / /

REFLEXÃO PARA O FIM DE SEMANA

O que você descobriu sobre você mesma nesta semana?
O que você vai levar de bom desta semana para a próxima?

"A natureza da vida
é a **MUDANÇA,**
e a natureza das
pessoas é resistir
à mudança."

Você está resistindo à mudança? O que há no seu caminho? Se você se lembrar dos "estágios da mudança" em *Talvez você deva conversar com alguém* (página 307), em qual deles você se encontra agora?

TEMA PARA A SEMANA 4

"A única maneira de se chegar **AO OUTRO LADO** do túnel é passando por *dentro* dele."

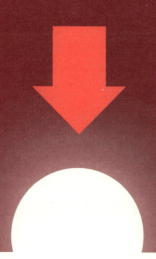

SEMANA 4 > O CAMINHO PARA A LIBERDADE

DOMINGO / /

SEGUNDA-FEIRA / /

TERÇA-FEIRA / /

CHECK-IN DA GENTILEZA

A autorreflexão requer autocompaixão.
Como você tem conversado consigo mesma nesta semana?
Tem sido amável? É uma conversa sincera e proveitosa?

QUARTA-FEIRA / /

QUINTA-FEIRA / /

SEXTA-FEIRA / /

SÁBADO / /

REFLEXÃO PARA O FIM DE SEMANA

O que você descobriu sobre você mesma nesta semana?
O que você vai levar de bom desta semana para a próxima?

"'Lembrei-me de um desenho animado clássico', ele começa, 'de um prisioneiro balançando as grades, tentando desesperadamente escapar... Mas à sua direita e à esquerda, a cela está aberta, não há grades'. Ele faz uma pausa, deixando que a imagem fique clara. 'O prisioneiro só precisa *dar a volta*, mas mesmo assim ele balança freneticamente as grades. Isso acontece com a maioria de nós. *Sentimo-nos* completamente empacados, presos em nossas celas emocionais, mas existe uma saída... Desde que estejamos dispostos a vê-la'."

O que a impede de contornar as barreiras?

TEMA PARA A SEMANA 5

"Às vezes, as pessoas não conseguem identificar seus **SENTIMENTOS** por terem sido desconsiderados quando eram crianças."

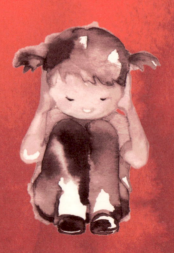

SEMANA 5 > A ESCUTA DE SI

DOMINGO / /

SEGUNDA-FEIRA / /

TERÇA-FEIRA / /

"'Seus sentimentos não precisam bater com o que você pensa que deveriam ser', ele explicou. 'Eles estarão lá de qualquer jeito, então você pode muito bem aceitá-los, porque eles contêm pistas importantes... *Não julgue seus sentimentos; observe-os. Use-os como seu mapa.*'"

CHECK-IN DA GENTILEZA

A autorreflexão requer autocompaixão.
Como você tem conversado consigo mesma nesta semana?
Tem sido amável? É uma conversa sincera e proveitosa?

QUARTA-FEIRA / /

QUINTA-FEIRA / /

"Nossos sentimentos são como uma bússola –
eles nos guiam na direção exata. Uma vez que
sabemos o que estamos sentindo, podemos fazer
escolhas sobre onde queremos ir com eles."

SEXTA-FEIRA / /

SÁBADO / /

REFLEXÃO PARA O FIM DE SEMANA

O que você descobriu sobre você mesma nesta semana?
O que você vai levar de bom desta semana para a próxima?

TEMA PARA A SEMANA 6

"Você pode ter que abandonar a esperança de uma **INFÂNCIA MELHOR**, mas isso é só para você poder criar uma vida **ADULTA MELHOR**."

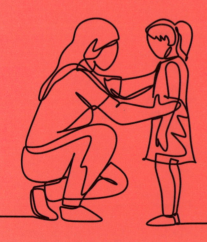

SEMANA 6 > CRESCIMENTO

DOMINGO   /   /

SEGUNDA-FEIRA   /   /

TERÇA-FEIRA   /   /

CHECK-IN DA GENTILEZA

A autorreflexão requer autocompaixão.
Como você tem conversado consigo mesma nesta semana?
Tem sido amável? É uma conversa sincera e proveitosa?

QUARTA-FEIRA / /

QUINTA-FEIRA / /

"Ser um adulto completo significa assumir responsabilidade pelo rumo de sua própria vida e aceitar o fato de que, agora, você está no comando das suas escolhas."

SEXTA-FEIRA / /

SÁBADO / /

REFLEXÃO PARA O FIM DE SEMANA
O que você descobriu sobre você mesma nesta semana?
O que você vai levar de bom desta semana para a próxima?

TEMA PARA A SEMANA 7

"Parte de entender a si mesmo é *desconhecer* a si mesmo, abrir mão das histórias limitantes que você vem se contando sobre quem você é, **DE MODO A NÃO FICAR APRISIONADO POR ELAS**, podendo viver sua vida."

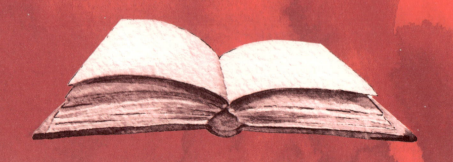

SEMANA 7 > HISTÓRIAS

DOMINGO / /

SEGUNDA-FEIRA / /

TERÇA-FEIRA / /

"Minha pergunta em relação à minha mãe passou de 'Por que ela não consegue mudar?' para 'Por que *eu* não consigo?'."

CHECK-IN DA GENTILEZA

A autorreflexão requer autocompaixão.
Como você tem conversado consigo mesma nesta semana?
Tem sido amável? É uma conversa sincera e proveitosa?

QUARTA-FEIRA / /

QUINTA-FEIRA / /

"Se tivermos uma escolha entre acreditar em uma de duas coisas, ambas das quais podendo ser comprovadas: *sou incapaz de despertar afeto,* ou *sou amado,* frequentemente escolhemos a que nos faz sentir mal. Por que mantemos nossos rádios sintonizados nas mesmas estações com estática (a estação 'a vida de todo mundo é melhor do que a minha', a estação 'não posso confiar nas pessoas', a estação 'nada dá certo para mim'), em vez de girar o *dial* para lá ou para cá? Mude a estação. Contorne as barras. Quem está nos impedindo, senão nós mesmos?"

SEXTA-FEIRA / /

SÁBADO / /

REFLEXÃO PARA O FIM DE SEMANA
O que você descobriu sobre você mesma nesta semana?
O que você vai levar de bom desta semana para a próxima?

TEMA PARA A SEMANA 8

"A certa altura da vida, temos que abrir mão da fantasia de **CRIAR UM PASSADO MELHOR.**"

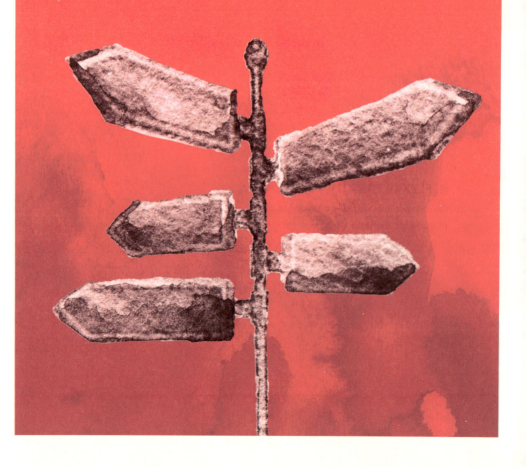

SEMANA 8 > LUTO DO PASSADO

DOMINGO / /

SEGUNDA-FEIRA / /

TERÇA-FEIRA / /

CHECK-IN DA GENTILEZA

A autorreflexão requer autocompaixão.
Como você tem conversado consigo mesma nesta semana?
Tem sido amável? É uma conversa sincera e proveitosa?

QUARTA-FEIRA   /   /

QUINTA-FEIRA   /   /

Quais são as coisas que você gostaria de deixar para trás, para que possa seguir em frente?

SEXTA-FEIRA / /

SÁBADO / /

REFLEXÃO PARA O FIM DE SEMANA

O que você descobriu sobre você mesma nesta semana?
O que você vai levar de bom desta semana para a próxima?

"Se passarmos o presente tentando **CONSERTAR O PASSADO** ou **CONTROLAR O FUTURO,** ficaremos empacados no lugar, num lamento perpétuo."

TEMA PARA A SEMANA 9

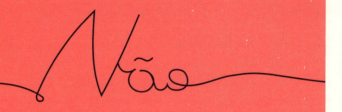

"A inabilidade em dizer 'não'
tem muito a ver com a

BUSCA POR APROVAÇÃO;

as pessoas imaginam que, se disserem
'não', não serão amadas pelos outros.
Contudo, a inabilidade em dizer 'sim' –
à intimidade, a uma oportunidade profissional,
a um programa de combate ao álcool – tem mais
a ver com a falta de confiança em si mesmas.
*Vou fazer besteira? Isso vai acabar mal?
Não é mais seguro ficar onde estou?*"

SEMANA 9 > LIMITES

DOMINGO / /

SEGUNDA-FEIRA / /

TERÇA-FEIRA / /

CHECK-IN DA GENTILEZA

A autorreflexão requer autocompaixão.
Como você tem conversado consigo mesma nesta semana?
Tem sido amável? É uma conversa sincera e proveitosa?

QUARTA-FEIRA / /

QUINTA-FEIRA / /

**"Só porque [alguém] quer te fazer
se sentir culpada não significa que você
tenha que acusar recebimento."**

SEXTA-FEIRA / /

SÁBADO / /

REFLEXÃO PARA O FIM DE SEMANA

O que você descobriu sobre você mesma nesta semana?
O que você vai levar de bom desta semana para a próxima?

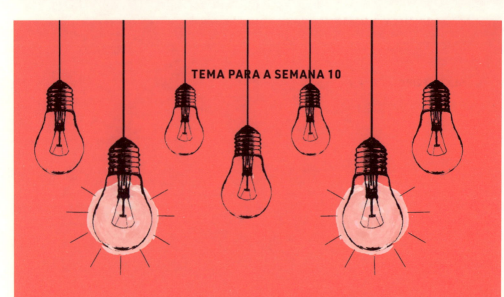

TEMA PARA A SEMANA 10

"O **INSIGHT** é o prêmio de consolação da terapia, o que significa que você pode ter toda a percepção do mundo, mas **SE NÃO MUDAR QUANDO ESTIVER À SOLTA LÁ *FORA*,** o insight – e a terapia – são inúteis."

SEMANA 10 > DO INSIGHT À AÇÃO

DOMINGO / /

SEGUNDA-FEIRA / /

TERÇA-FEIRA / /

CHECK-IN DA GENTILEZA

A autorreflexão requer autocompaixão.
Como você tem conversado consigo mesma nesta semana?
Tem sido amável? É uma conversa sincera e proveitosa?

QUARTA-FEIRA / /

QUINTA-FEIRA / /

"O que as pessoas fazem na terapia é como treinar basquete em uma tabela. É necessário, mas o que elas precisam fazer depois é sair e jogar um jogo de verdade."

SEXTA-FEIRA / /

SÁBADO / /

REFLEXÃO PARA O FIM DE SEMANA

O que você descobriu sobre você mesma nesta semana?
O que você vai levar de bom desta semana para a próxima?

TEMA PARA A SEMANA 11

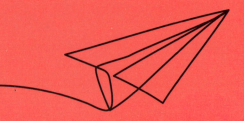

"As pessoas adiam ou se autossabotam como um meio de **IMPEDIR A MUDANÇA**, mesmo quando positiva, por relutar em desistir de alguma coisa, sem saber o que obterão em seu lugar."

SEMANA 11 > AUTOSSABOTAGEM

DOMINGO / /

SEGUNDA-FEIRA / /

TERÇA-FEIRA / /

CHECK-IN DA GENTILEZA

A autorreflexão requer autocompaixão.
Como você tem conversado consigo mesma nesta semana?
Tem sido amável? É uma conversa sincera e proveitosa?

QUARTA-FEIRA   /   /

QUINTA-FEIRA   /   /

"O que faz a autossabotagem ser tão ardilosa é que ela tenta resolver um problema (aliviar a ansiedade) criando outro (um problema pior que, ao fim, aumenta a ansiedade)."

SEXTA-FEIRA / /

SÁBADO / /

REFLEXÃO PARA O FIM DE SEMANA

O que você descobriu sobre você mesma nesta semana?
O que você vai levar de bom desta semana para a próxima?

TEMA PARA A SEMANA 12

"As coisas sobre as quais mais reclamamos são, com frequência, exatamente aquelas em que precisamos dar uma olhada. Um terapeuta vai **SEGURAR O ESPELHO** da maneira mais compassiva possível, mas cabe ao paciente dar uma boa olhada naquele reflexo, encará-lo e dizer: 'Ah, não é interessante? E agora, o que acontece?', em vez de dar as costas."

SEMANA 12 > DESCONFORTO

DOMINGO   /   /

SEGUNDA-FEIRA   /   /

TERÇA-FEIRA   /   /

"Com frequência, diferentes partes do nosso íntimo querem coisas distintas, e se silenciamos as partes que consideramos inaceitáveis, elas encontrarão outras maneiras de se fazerem escutar."

CHECK-IN DA GENTILEZA

A autorreflexão requer autocompaixão.
Como você tem conversado consigo mesma nesta semana?
Tem sido amável? É uma conversa sincera e proveitosa?

QUARTA-FEIRA / /

QUINTA-FEIRA / /

"No segundo em que as pessoas sentiam-se sós, pegavam seus celulares e fugiam dessa sensação. Num estado de eterna distração, pareciam estar perdendo a habilidade de estar com outras pessoas e de estar consigo mesmas."

SEXTA-FEIRA / /

SÁBADO / /

REFLEXÃO PARA O FIM DE SEMANA

O que você descobriu sobre você mesma nesta semana?
O que você vai levar de bom desta semana para a próxima?

TEMA PARA A SEMANA 13

"Não falar sobre alguma coisa não a torna menos real, torna-a mais **ASSUSTADORA.**"

SEMANA 13 > ABRAÇANDO A TEMPESTADE

DOMINGO / /

SEGUNDA-FEIRA / /

TERÇA-FEIRA / /

"Às vezes, em sua dor, as pessoas acreditam que a agonia **DURARÁ PARA SEMPRE,**

mas os sentimentos são, na verdade, mais como as estações do ano, vêm e vão.

Só porque você se sente triste nesse minuto, nessa hora ou nesse dia, isso não significa que você se sentirá assim daqui a dez minutos, hoje à tarde, ou na semana que vem.

Tudo que você sente – ansiedade, exaltação, angústia – VEM E VAI."

CHECK-IN DA GENTILEZA

A autorreflexão requer autocompaixão.
Como você tem conversado consigo mesma nesta semana?
Tem sido amável? É uma conversa sincera e proveitosa?

QUARTA-FEIRA / /

QUINTA-FEIRA / /

SEXTA-FEIRA / /

SÁBADO / /

REFLEXÃO PARA O FIM DE SEMANA

O que você descobriu sobre você mesma nesta semana?
O que você vai levar de bom desta semana para a próxima?

TEMA PARA A SEMANA 14

"Fazer algo induz a pessoa a fazer algo mais, substituindo um círculo vicioso por **UM VIRTUOSO.**"

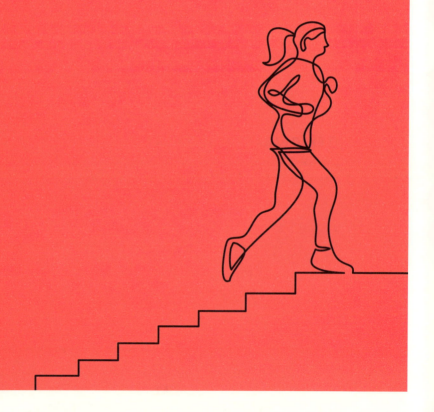

SEMANA 14 > COMO GASTO MEU TEMPO

DOMINGO / /

SEGUNDA-FEIRA / /

TERÇA-FEIRA / /

"Em geral, no começo da terapia, peço aos pacientes que narrem as últimas 24 horas com o máximo de detalhes possível. Dessa maneira, tenho uma boa percepção da situação vigente – o nível de conectividade e a sensação de pertencimento, como sua vida é povoada, quais são suas responsabilidades e seus fatores estressantes, o quanto seus relacionamentos podem ser tranquilos ou voláteis, e como escolhem passar o tempo. Acontece que **A MAIORIA DE NÓS NÃO SE DÁ CONTA DE COMO REALMENTE PASSA O TEMPO, OU O QUE DE FATO FAZ O DIA TODO, ATÉ DECOMPOR ESSE DIA HORA POR HORA E DIZER ISSO EM VOZ ALTA.**"

Tente esse exercício hoje.

CHECK-IN DA GENTILEZA

A autorreflexão requer autocompaixão.
Como você tem conversado consigo mesma nesta semana?
Tem sido amável? É uma conversa sincera e proveitosa?

QUARTA-FEIRA / /

QUINTA-FEIRA / /

SEXTA-FEIRA / /

SÁBADO / /

REFLEXÃO PARA O FIM DE SEMANA

O que você descobriu sobre você mesma nesta semana?
O que você vai levar de bom desta semana para a próxima?

TEMA PARA A SEMANA 15

"Nossos relacionamentos não podem mudar até termos **ALGO NOVO** para contribuir."

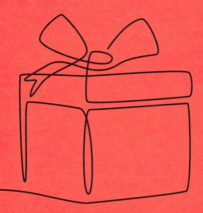

SEMANA 15 > ROMPENDO PADRÕES

DOMINGO / /

SEGUNDA-FEIRA / /

TERÇA-FEIRA / /

CHECK-IN DA GENTILEZA

A autorreflexão requer autocompaixão.
Como você tem conversado consigo mesma nesta semana?
Tem sido amável? É uma conversa sincera e proveitosa?

QUARTA-FEIRA / /

QUINTA-FEIRA / /

"Como disse o falecido psicanalista John Weakland numa frase famosa: 'Antes de a terapia ter sucesso, é a mesma chatice todas as vezes. Depois que a terapia tem sucesso, é uma chatice atrás da outra'."

SEXTA-FEIRA / /

SÁBADO / /

REFLEXÃO PARA O FIM DE SEMANA

O que você descobriu sobre você mesma nesta semana?
O que você vai levar de bom desta semana para a próxima?

TEMA PARA A SEMANA 16

"Antes de diagnosticar pessoas com depressão, certifique-se de que não estejam rodeadas de babacas."

SEMANA 16 > A FAMÍLIA ESCOLHIDA

DOMINGO / /

SEGUNDA-FEIRA / /

TERÇA-FEIRA / /

CHECK-IN DA GENTILEZA

A autorreflexão requer autocompaixão.
Como você tem conversado consigo mesma nesta semana?
Tem sido amável? É uma conversa sincera e proveitosa?

QUARTA-FEIRA / /

QUINTA-FEIRA / /

Quem se constitui como um membro da sua família escolhida?

SEXTA-FEIRA / /

SÁBADO / /

REFLEXÃO PARA O FIM DE SEMANA

O que você descobriu sobre você mesma nesta semana?
O que você vai levar de bom desta semana para a próxima?

TEMA PARA A SEMANA 17

"O **PERDÃO** é uma coisa tão ardilosa quanto podem ser os pedidos de desculpas. Você está pedindo desculpas porque faz com que se sinta melhor, ou para fazer a outra pessoa se sentir melhor?"

SEMANA 17 > PERDÃO

DOMINGO / /

SEGUNDA-FEIRA / /

TERÇA-FEIRA / /

CHECK-IN DA GENTILEZA

A autorreflexão requer autocompaixão.

Como você tem conversado consigo mesma nesta semana?

Tem sido amável? É uma conversa sincera e proveitosa?

QUARTA-FEIRA / /

QUINTA-FEIRA / /

SEXTA-FEIRA / /

SÁBADO / /

REFLEXÃO PARA O FIM DE SEMANA

O que você descobriu sobre você mesma nesta semana?
O que você vai levar de bom desta semana para a próxima?

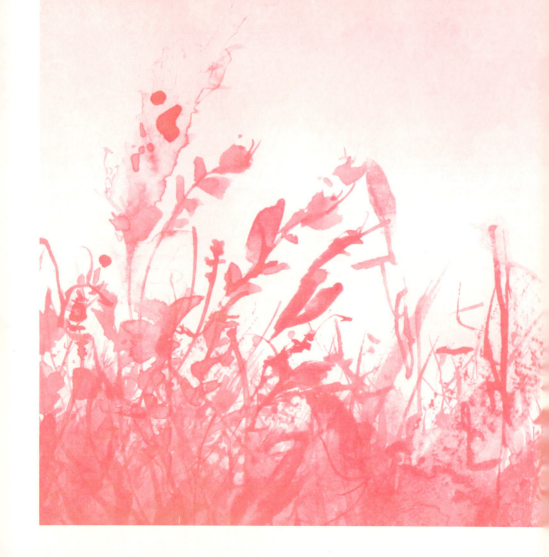

"Podemos querer o perdão dos outros, mas isso vem de um lugar de autogratificação; pedimos perdão aos outros para evitar o esforço maior de **PERDOAR A NÓS MESMOS.**"

"Existe um termo usado em terapia:

perdão forçado.

Com muita frequência, as pessoas sentem-se pressionadas a perdoar e acabam acreditando que exista algo de errado com elas se não conseguem chegar a isso. Então, minha opinião é a seguinte:

É possível ter compaixão sem perdoar.

Existem muitas maneiras de seguir em frente, mas fingir que se sente de determinada maneira não é uma delas."

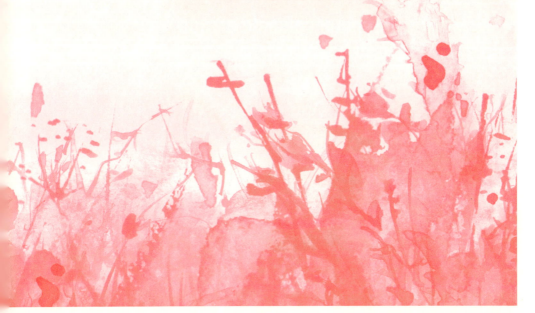

TEMA PARA A SEMANA 18

"Existe um termo para esse **MEDO IRRACIONAL DA ALEGRIA**: '*querofobia*' (*chero* é a palavra grega para *alegrar-se*). As pessoas com querofobia são como panelas antiaderentes, em termos de prazer; ele não gruda (embora a dor solidifique-se nelas, como em uma superfície não untada). É comum que as pessoas com histórias traumáticas esperem desastres a qualquer instante. Em vez de se apoiar no que vier de bom, tornam-se supervigilantes, sempre esperando que alguma coisa dê errado."

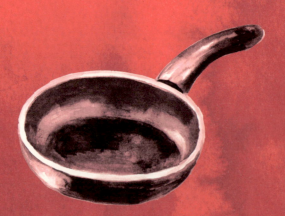

SEMANA 18 > MEDO DA ALEGRIA

DOMINGO / /

SEGUNDA-FEIRA / /

TERÇA-FEIRA / /

CHECK-IN DA GENTILEZA

A autorreflexão requer autocompaixão.
Como você tem conversado consigo mesma nesta semana?
Tem sido amável? É uma conversa sincera e proveitosa?

QUARTA-FEIRA / /

QUINTA-FEIRA / /

"Para algumas pessoas, como para minha paciente Rita, a alegria não é um prazer; é uma dor antecipada."

SEXTA-FEIRA / /

SÁBADO / /

REFLEXÃO PARA O FIM DE SEMANA

O que você descobriu sobre você mesma nesta semana?
O que você vai levar de bom desta semana para a próxima?

TEMA PARA A SEMANA 19

"Se algo não estiver funcionando, faça algo diferente, ensinam aos terapeutas quando chegam num impasse com o paciente, e também sugerimos isso a nossos pacientes. Por que continuar fazendo a mesma coisa inútil **TODA VEZ**?"

SEMANA 19 > APRENDENDO A MUDAR

DOMINGO / /

SEGUNDA-FEIRA / /

TERÇA-FEIRA / /

CHECK-IN DA GENTILEZA

A autorreflexão requer autocompaixão.
Como você tem conversado consigo mesma nesta semana?
Tem sido amável? É uma conversa sincera e proveitosa?

QUARTA-FEIRA / /

QUINTA-FEIRA / /

SEXTA-FEIRA / /

SÁBADO / /

REFLEXÃO PARA O FIM DE SEMANA

O que você descobriu sobre você mesma nesta semana?
O que você vai levar de bom desta semana para a próxima?

TEMA PARA A SEMANA 20

"Não existe hierarquia na dor. O sofrimento não deveria ser classificado, porque a dor não é um concurso... **DOR É DOR.**"

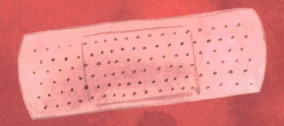

SEMANA 20 > DOR

DOMINGO / /

SEGUNDA-FEIRA / /

TERÇA-FEIRA / /

CHECK-IN DA GENTILEZA

A autorreflexão requer autocompaixão.
Como você tem conversado consigo mesma nesta semana?
Tem sido amável? É uma conversa sincera e proveitosa?

QUARTA-FEIRA / /

QUINTA-FEIRA / /

"Frequentemente, os cônjuges se esquecem [de que a dor não é um concurso], aumentando a aposta em seu sofrimento. *Fico com as crianças o dia todo. Meu trabalho exige mais do que o seu. Sou mais solitária.* Que dor sai vencedora – ou perdedora?"

SEXTA-FEIRA / /

SÁBADO / /

REFLEXÃO PARA O FIM DE SEMANA

O que você descobriu sobre você mesma nesta semana?
O que você vai levar de bom desta semana para a próxima?

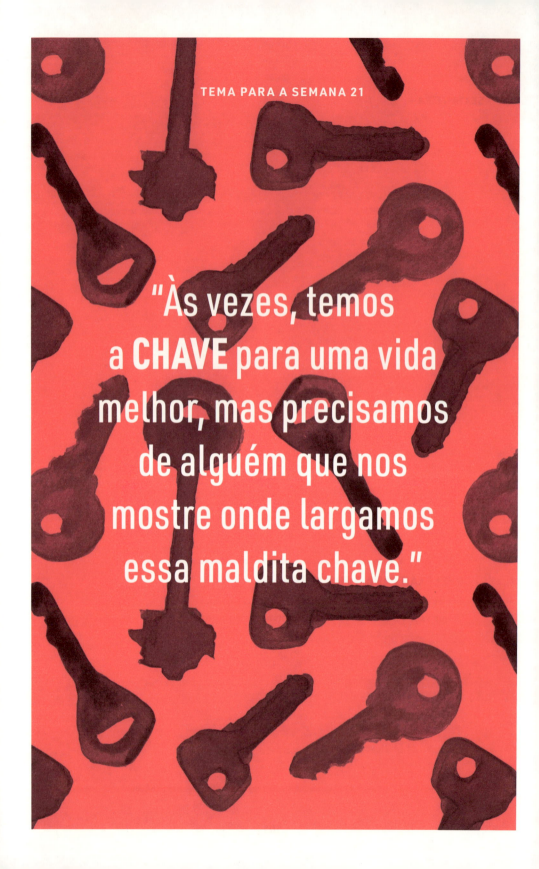

TEMA PARA A SEMANA 21

"Às vezes, temos a **CHAVE** para uma vida melhor, mas precisamos de alguém que nos mostre onde largamos essa maldita chave."

SEMANA 21 > À PROCURA DA MINHA CHAVE

DOMINGO / /

SEGUNDA-FEIRA / /

TERÇA-FEIRA / /

CHECK-IN DA GENTILEZA

A autorreflexão requer autocompaixão.
Como você tem conversado consigo mesma nesta semana?
Tem sido amável? É uma conversa sincera e proveitosa?

QUARTA-FEIRA / /

QUINTA-FEIRA / /

"Existe uma decisão constante a ser tomada quanto a fugir da dor ou tolerá-la e, assim, modificá-la."

SEXTA-FEIRA / /

SÁBADO / /

REFLEXÃO PARA O FIM DE SEMANA
O que você descobriu sobre você mesma nesta semana?
O que você vai levar de bom desta semana para a próxima?

TEMA PARA A SEMANA 22

"'Não saber é um bom ponto de partida', Wendell diz, e isso me parece uma **REVELAÇÃO**. Passo tempo demais tentando resolver coisas, buscando a resposta, mas tudo bem *não saber*."

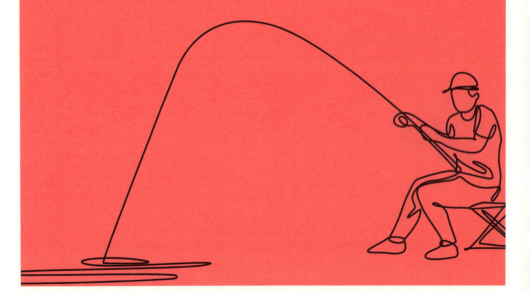

SEMANA 22 > A LIBERDADE DE NÃO SABER

DOMINGO / /

SEGUNDA-FEIRA / /

TERÇA-FEIRA / /

CHECK-IN DA GENTILEZA

A autorreflexão requer autocompaixão.
Como você tem conversado consigo mesma nesta semana?
Tem sido amável? É uma conversa sincera e proveitosa?

QUARTA-FEIRA / /

QUINTA-FEIRA / /

"A certa altura, todos nós temos de aceitar o desconhecido e o incompreensível. Às vezes, jamais saberemos o porquê."

SEXTA-FEIRA / /

SÁBADO / /

REFLEXÃO PARA O FIM DE SEMANA

O que você descobriu sobre você mesma nesta semana?
O que você vai levar de bom desta semana para a próxima?

TEMA PARA A SEMANA 23

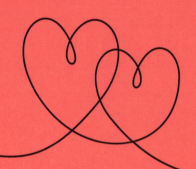

"Não me esqueço de que nenhum de nós pode **AMAR** e **SER AMADO** sem a possibilidade da perda, e que existe uma diferença entre conhecimento e temor."

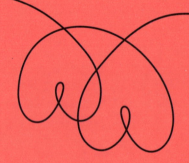

SEMANA 23 > AMOR

DOMINGO   /   /

SEGUNDA-FEIRA   /   /

TERÇA-FEIRA   /   /

CHECK-IN DA GENTILEZA

A autorreflexão requer autocompaixão.
Como você tem conversado consigo mesma nesta semana?
Tem sido amável? É uma conversa sincera e proveitosa?

QUARTA-FEIRA / /

QUINTA-FEIRA / /

Quem você já amou por ser do jeito que é,
assim como John amava Rosie?
Você já se sentiu amada assim?

SEXTA-FEIRA / /

SÁBADO / /

REFLEXÃO PARA O FIM DE SEMANA

O que você descobriu sobre você mesma nesta semana?
O que você vai levar de bom desta semana para a próxima?

"O preço de amar
tão profundamente
é sentir muito
profundamente,
mas também é uma
dádiva, a dádiva de
ESTAR VIVO."

TEMA PARA SEMANA 24

"Às vezes o 'drama', por mais desagradável que seja, pode ser uma forma de automedicação, uma maneira de nos acalmarmos, evitando as **CRISES** que fervilham por dentro."

SEMANA 24 > EVITAMENTO

DOMINGO / /

SEGUNDA-FEIRA / /

TERÇA-FEIRA / /

CHECK-IN DA GENTILEZA

A autorreflexão requer autocompaixão.
Como você tem conversado consigo mesma nesta semana?
Tem sido amável? É uma conversa sincera e proveitosa?

QUARTA-FEIRA / /

QUINTA-FEIRA / /

"O evitamento é uma maneira simples de aguentar sem ter que enfrentar."

SEXTA-FEIRA / /

SÁBADO / /

REFLEXÃO PARA O FIM DE SEMANA

O que você descobriu sobre você mesma nesta semana?
O que você vai levar de bom desta semana para a próxima?

TEMA PARA A SEMANA 25

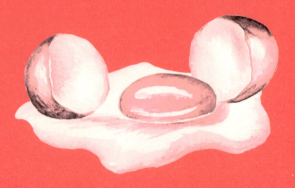

"Quando nos sentimos frágeis, somos como ovos crus: quebramos e nos espalhamos se jogados ao chão. Mas quando ganhamos mais **RESILIÊNCIA**, somos como ovos cozidos: se caíssemos, poderíamos ficar amassados, mas não vamos nos quebrar completamente e nos espalhar por toda parte."

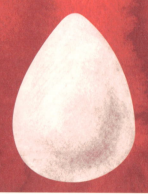

SEMANA 25 > RESILIÊNCIA

DOMINGO / /

SEGUNDA-FEIRA / /

TERÇA-FEIRA / /

CHECK-IN DA GENTILEZA

A autorreflexão requer autocompaixão.
Como você tem conversado consigo mesma nesta semana?
Tem sido amável? É uma conversa sincera e proveitosa?

QUARTA-FEIRA / /

QUINTA-FEIRA / /

SEXTA-FEIRA / /

SÁBADO / /

REFLEXÃO PARA O FIM DE SEMANA

O que você descobriu sobre você mesma nesta semana?
O que você vai levar de bom desta semana para a próxima?

TEMA PARA A SEMANA 26

"Sobriedade emocional: habilidade para gerenciar os próprios sentimentos sem se **AUTOMEDICAR**, quer essa medicação venha sob a forma de substâncias, quer de defesas, casos amorosos ou internet."

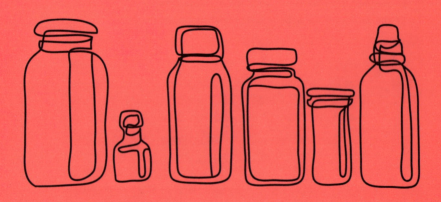

SEMANA 26 > AUTOMEDICAÇÃO

DOMINGO / /

SEGUNDA-FEIRA / /

TERÇA-FEIRA / /

CHECK-IN DA GENTILEZA

A autorreflexão requer autocompaixão.
Como você tem conversado consigo mesma nesta semana?
Tem sido amável? É uma conversa sincera e proveitosa?

QUARTA-FEIRA   /   /

QUINTA-FEIRA   /   /

Pense em três formas saudáveis de regular seus sentimentos (por exemplo, caminhar no ar puro, conversar com um amigo, fazer respirações profundas, escrever este diário).

SEXTA-FEIRA / /

SÁBADO / /

REFLEXÃO PARA O FIM DE SEMANA

O que você descobriu sobre você mesma nesta semana?
O que você vai levar de bom desta semana para a próxima?

TEMA PARA A SEMANA 27

"A raiva é o sentimento a que a maioria das pessoas recorre por ser dirigido para fora; culpar os outros com raiva pode ser deliciosamente hipócrita. Mas, em geral, é apenas a ponta do iceberg, e se você olhar sob a superfície, vislumbrará sentimentos submersos dos quais ou você não tinha consciência, ou não queria demonstrar: medo, desânimo, inveja, solidão, insegurança. Se puder tolerar esses sentimentos mais profundos por tempo suficiente para entendê-los e escutar o que eles estiverem lhe dizendo, não apenas **LIDARÁ COM SUA RAIVA DE UM JEITO MAIS PRODUTIVO, COMO TAMBÉM NÃO FICARÁ TÃO ZANGADO O TEMPO TODO.**"

SEMANA 27 > RAIVA

DOMINGO / /

SEGUNDA-FEIRA / /

TERÇA-FEIRA / /

CHECK-IN DA GENTILEZA

A autorreflexão requer autocompaixão.
Como você tem conversado consigo mesma nesta semana?
Tem sido amável? É uma conversa sincera e proveitosa?

QUARTA-FEIRA / /

QUINTA-FEIRA / /

SEXTA-FEIRA / /

SÁBADO / /

REFLEXÃO PARA O FIM DE SEMANA

O que você descobriu sobre você mesma nesta semana?
O que você vai levar de bom desta semana para a próxima?

TEMA PARA SEMANA 28

"**PAZ**. Isso não significa estar em um lugar onde não haja barulho, confusão ou trabalho duro. Significa estar no meio dessas coisas e ainda assim ter **CALMA NO CORAÇÃO.**"

SEMANA 28 > PAZ

DOMINGO / /

SEGUNDA-FEIRA / /

TERÇA-FEIRA / /

CHECK-IN DA GENTILEZA

A autorreflexão requer autocompaixão.
Como você tem conversado consigo mesma nesta semana?
Tem sido amável? É uma conversa sincera e proveitosa?

QUARTA-FEIRA / /

QUINTA-FEIRA / /

SEXTA-FEIRA / /

....

....

....

....

....

....

....

SÁBADO / /

....

....

....

....

....

....

....

REFLEXÃO PARA O FIM DE SEMANA

O que você descobriu sobre você mesma nesta semana?
O que você vai levar de bom desta semana para a próxima?

TEMA PARA A SEMANA 29

"As pessoas frequentemente confundem entorpecimento com apatia, mas esse torpor não é a *ausência* de sentimentos, e sim uma **REAÇÃO** a um *excesso* de emoções."

SEMANA 29 > SENTIMENTOS

DOMINGO / /

SEGUNDA-FEIRA / /

TERÇA-FEIRA / /

"Como inúmeras pessoas, eu estava confundindo sentir *menos* com sentir *melhor*. Mas os sentimentos continuam lá. Eles afloram em comportamentos inconscientes, em uma inabilidade para ficar parada, em uma mente ávida pela próxima distração."

CHECK-IN DA GENTILEZA

A autorreflexão requer autocompaixão.
Como você tem conversado consigo mesma nesta semana?
Tem sido amável? É uma conversa sincera e proveitosa?

QUARTA-FEIRA / /

QUINTA-FEIRA / /

"Não se pode calar uma emoção sem também calar as outras. Quer silenciar a dor? Vai também silenciar a alegria."

SEXTA-FEIRA / /

SÁBADO / /

REFLEXÃO PARA O FIM DE SEMANA

O que você descobriu sobre você mesma nesta semana?
O que você vai levar de bom desta semana para a próxima?

TEMA PARA A SEMANA 30

"O que a maioria das pessoas quer dizer com *tipo* é uma sensação de atração – mas o que realça o tipo de uma pessoa, de fato, é uma **SENSAÇÃO DE FAMILIARIDADE**. Não é por coincidência que as pessoas que tiveram pais mal-humorados frequentemente acabem escolhendo companheiros ranzinzas ou aquelas que tiveram pais reservados ou críticos vejam-se casadas com cônjuges retraídos ou exigentes. Por que as pessoas fazem isso consigo mesmas? Porque a atração para esse sentimento do 'familiar' dificulta distinguir o que elas querem como adultas daquilo que experienciaram quando crianças. Elas têm uma atração inquietante por pessoas que compartilham as características de um genitor que, sob algum aspecto, as magoou. Freud chamou isso de 'compulsão repetitiva'.

Talvez desta vez, o inconsciente imagina, *eu possa voltar e CURAR AQUELA FERIDA de tempos atrás, envolvendo-me com alguém familiar, mas NOVO.*

O único problema é que, ao escolher companheiros familiares, as pessoas asseguram o resultado oposto: elas reabrem as feridas e se sentem ainda mais inadequadas e indignas do amor."

SEMANA 30 > ATRAÇÃO

DOMINGO / /

SEGUNDA-FEIRA / /

TERÇA-FEIRA / /

CHECK-IN DA GENTILEZA

A autorreflexão requer autocompaixão.
Como você tem conversado consigo mesma nesta semana?
Tem sido amável? É uma conversa sincera e proveitosa?

QUARTA-FEIRA /   /

QUINTA-FEIRA /   /

"Costumamos nos casar com nossos assuntos inacabados."

SEXTA-FEIRA / /

SÁBADO / /

REFLEXÃO PARA O FIM DE SEMANA

O que você descobriu sobre você mesma nesta semana?
O que você vai levar de bom desta semana para a próxima?

TEMA PARA A SEMANA 31

"Penso na citação de Flannery O'Connor: 'A verdade não muda segundo nossa capacidade de suportá-la'. Do que estou **ME PROTEGENDO**?"

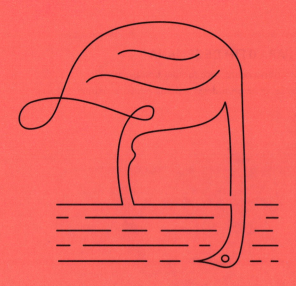

SEMANA 31 > VERDADE

DOMINGO / /

SEGUNDA-FEIRA / /

TERÇA-FEIRA / /

"Compartilhar verdades difíceis traz um custo, a necessidade de encará-las, mas também há uma recompensa: a liberdade. A verdade nos liberta da vergonha."

CHECK-IN DA GENTILEZA

A autorreflexão requer autocompaixão.

Como você tem conversado consigo mesma nesta semana?

Tem sido amável? É uma conversa sincera e proveitosa?

QUARTA-FEIRA / /

QUINTA-FEIRA / /

Qual verdade você reconhece que vai te conduzir à liberdade hoje?

SEXTA-FEIRA / /

....

....

....

....

....

....

SÁBADO / /

....

....

....

....

....

....

REFLEXÃO PARA O FIM DE SEMANA

O que você descobriu sobre você mesma nesta semana?
O que você vai levar de bom desta semana para a próxima?

TEMA PARA A SEMANA 32

"'EXISTE UMA DIFERENÇA ENTRE DOR E SOFRIMENTO',

Wendell diz. 'Você vai ter que sentir dor, todo mundo sente dor de vez em quando, mas não é preciso sofrer tanto. Você não está **ESCOLHENDO** a dor, está escolhendo o sofrimento.'"

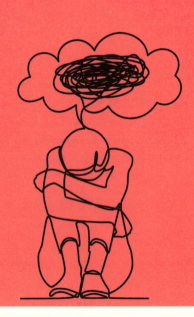

SEMANA 32 > ESCOLHAS

DOMINGO / /

SEGUNDA-FEIRA / /

TERÇA-FEIRA / /

"Se estou me agarrando com tanta sofreguidão ao sofrimento, devo estar obtendo alguma coisa disso." A qual sofrimento você está se agarrando e como isso serve para você?

CHECK-IN DA GENTILEZA

A autorreflexão requer autocompaixão.
Como você tem conversado consigo mesma nesta semana?
Tem sido amável? É uma conversa sincera e proveitosa?

QUARTA-FEIRA / /

QUINTA-FEIRA / /

O que você diria para uma amiga para ajudá-la a se livrar do sofrimento dela? O que você diria para você mesma?

SEXTA-FEIRA / /

SÁBADO / /

REFLEXÃO PARA O FIM DE SEMANA

O que você descobriu sobre você mesma nesta semana?
O que você vai levar de bom desta semana para a próxima?

TEMA PARA A SEMANA 33

"As pessoas não precisam contar suas histórias com palavras, **PORQUE ELAS SEMPRE AS ENCENAM PARA VOCÊ.**"

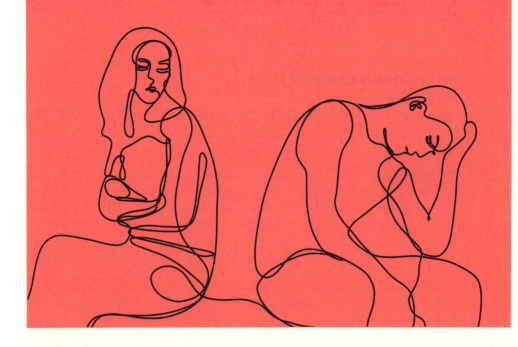

SEMANA 33 > PARCEIROS

DOMINGO / /

SEGUNDA-FEIRA / /

TERÇA-FEIRA / /

CHECK-IN DA GENTILEZA

A autorreflexão requer autocompaixão.
Como você tem conversado consigo mesma nesta semana?
Tem sido amável? É uma conversa sincera e proveitosa?

QUARTA-FEIRA   /   /

QUINTA-FEIRA   /   /

"Às vezes, as mudanças que você deseja ver em outra pessoa não estão nos planos dela, mesmo que ela diga que estão."

SEXTA-FEIRA / /

SÁBADO / /

REFLEXÃO PARA O FIM DE SEMANA

O que você descobriu sobre você mesma nesta semana?
O que você vai levar de bom desta semana para a próxima?

TEMA PARA A SEMANA 34

"Muitos dos nossos comportamentos destrutivos nascem de um **VAZIO EMOCIONAL,** que clama por algo que o preencha."

SEMANA 34 > PREENCHENDO O VAZIO

DOMINGO   /   /

SEGUNDA-FEIRA   /   /

TERÇA-FEIRA   /   /

CHECK-IN DA GENTILEZA

A autorreflexão requer autocompaixão.
Como você tem conversado consigo mesma nesta semana?
Tem sido amável? É uma conversa sincera e proveitosa?

QUARTA-FEIRA / /

QUINTA-FEIRA / /

Identifique uma área de sua vida que não esteja totalmente preenchida e pense em uma forma saudável que a ajude a preenchê-la.

SEXTA-FEIRA / /

SÁBADO / /

REFLEXÃO PARA O FIM DE SEMANA

O que você descobriu sobre você mesma nesta semana?
O que você vai levar de bom desta semana para a próxima?

TEMA PARA A SEMANA 35

"Notei que os sonhos podem ser um precursor da autoconfissão, uma espécie de pré-confissão. Algo que se **ACHA ENTERRADO** é trazido mais para a superfície, mas não em sua inteireza."

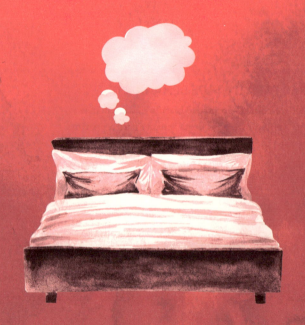

SEMANA 35 > SONHOS

DOMINGO / /

SEGUNDA-FEIRA / /

TERÇA-FEIRA / /

CHECK-IN DA GENTILEZA

A autorreflexão requer autocompaixão.
Como você tem conversado consigo mesma nesta semana?
Tem sido amável? É uma conversa sincera e proveitosa?

QUARTA-FEIRA / /

QUINTA-FEIRA / /

"Não é de se surpreender que frequentemente sonhemos com nossos medos. Temos muitos deles. Às vezes leva-se um tempo para admitirmos nossos próprios medos, principalmente para nós mesmos."

SEXTA-FEIRA / /

....

....

....

....

....

SÁBADO / /

....

....

....

....

....

REFLEXÃO PARA O FIM DE SEMANA

O que você descobriu sobre você mesma nesta semana?
O que você vai levar de bom desta semana para a próxima?

TEMA PARA A SEMANA 36

"Deixar emoções de lado apenas faz com que elas **FIQUEM MAIS FORTES**. Precisamos ajudar o paciente a substituir a defesa por outra coisa, e assim não deixar a pessoa despreparada e exposta, sem qualquer tipo de proteção. Como o termo indica, as *defesas* servem a um propósito útil. Elas protegem as pessoas de traumas, até não serem mais necessárias."

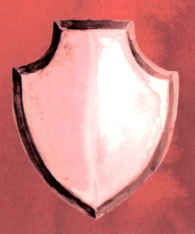

SEMANA 36 > DEFESAS

DOMINGO / /

SEGUNDA-FEIRA / /

TERÇA-FEIRA / /

CHECK-IN DA GENTILEZA

A autorreflexão requer autocompaixão.
Como você tem conversado consigo mesma nesta semana?
Tem sido amável? É uma conversa sincera e proveitosa?

QUARTA-FEIRA / /

QUINTA-FEIRA / /

**"Você não larga todas as defesas ao mesmo tempo.
Você vai soltando-as em etapas, aproximando-se cada
vez mais do centro sensível: sua tristeza, sua vergonha."**

SEXTA-FEIRA / /

SÁBADO / /

REFLEXÃO PARA O FIM DE SEMANA
O que você descobriu sobre você mesma nesta semana?
O que você vai levar de bom desta semana para a próxima?

TEMA PARA A SEMANA 37

"Siga sua inveja, ela mostra
O QUE VOCÊ QUER."

Escreva esta semana sobre seus
desejos e os passos que você pode dar
para começar a criar o que você quiser.

SEMANA 37 > INVEJA

DOMINGO / /

SEGUNDA-FEIRA / /

TERÇA-FEIRA / /

CHECK-IN DA GENTILEZA

A autorreflexão requer autocompaixão.

Como você tem conversado consigo mesma nesta semana?

Tem sido amável? É uma conversa sincera e proveitosa?

QUARTA-FEIRA / /

QUINTA-FEIRA / /

SEXTA-FEIRA / /

SÁBADO / /

REFLEXÃO PARA O FIM DE SEMANA

O que você descobriu sobre você mesma nesta semana?
O que você vai levar de bom desta semana para a próxima?

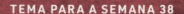

TEMA PARA A SEMANA 38

"O psicanalista Erich Fromm disse há mais de cinquenta anos: 'O homem moderno acha que perde algo – tempo – quando não faz as coisas rapidamente; no entanto, não sabe o que fazer com o tempo que ganha, a não ser **DESPERDIÇÁ-LO**'."

SEMANA 38 > DESACELERANDO

DOMINGO / /

SEGUNDA-FEIRA / /

TERÇA-FEIRA / /

Como você pode desacelerar nesta semana?

CHECK-IN DA GENTILEZA

A autorreflexão requer autocompaixão.
Como você tem conversado consigo mesma nesta semana?
Tem sido amável? É uma conversa sincera e proveitosa?

QUARTA-FEIRA / /

QUINTA-FEIRA / /

"A velocidade da luz está obsoleta. Hoje em dia todos se movem *na velocidade do querer.*"

SEXTA-FEIRA   /   /

SÁBADO   /   /

REFLEXÃO PARA O FIM DE SEMANA

O que você descobriu sobre você mesma nesta semana?
O que você vai levar de bom desta semana para a próxima?

TEMA PARA A SEMANA 39

"Pensei em como o **ARREPENDIMENTO** pode tomar um de dois caminhos: ou te algemar no passado, ou servir como **MECANISMO DE MUDANÇA.**"

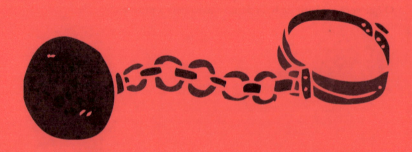

SEMANA 39 > ARREPENDIMENTO

DOMINGO / /

SEGUNDA-FEIRA / /

TERÇA-FEIRA / /

CHECK-IN DA GENTILEZA

A autorreflexão requer autocompaixão.
Como você tem conversado consigo mesma nesta semana?
Tem sido amável? É uma conversa sincera e proveitosa?

QUARTA-FEIRA / /

QUINTA-FEIRA / /

Como você escolhe lidar com o arrependimento?

SEXTA-FEIRA / /

SÁBADO / /

REFLEXÃO PARA O FIM DE SEMANA
O que você descobriu sobre você mesma nesta semana?
O que você vai levar de bom desta semana para a próxima?

TEMA PARA A SEMANA 40

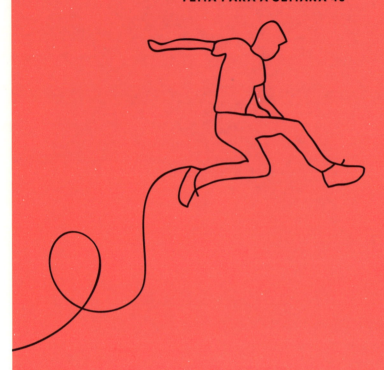

"Primeiro você fará, depois compreenderá. Às vezes, é preciso dar **UM SALTO DE CONFIANÇA** e vivenciar algo, antes que seu significado fique aparente."

SEMANA 40 > INCERTEZA

DOMINGO / /

SEGUNDA-FEIRA / /

TERÇA-FEIRA / /

CHECK-IN DA GENTILEZA

A autorreflexão requer autocompaixão.
Como você tem conversado consigo mesma nesta semana?
Tem sido amável? É uma conversa sincera e proveitosa?

QUARTA-FEIRA / /

QUINTA-FEIRA / /

"Quando o presente desmorona, o mesmo acontece com o futuro que associamos a ele. E ter o futuro subtraído é a mãe de todas as reviravoltas na trama."

**Desenhe uma reviravolta na sua vida
e a possibilidade que você encontrou nela.**

SEXTA-FEIRA / /

SÁBADO / /

REFLEXÃO PARA O FIM DE SEMANA

O que você descobriu sobre você mesma nesta semana?
O que você vai levar de bom desta semana para a próxima?

"Estou começando a perceber que a incerteza não significa perda de esperança; significa que há **POSSIBILIDADE**. *Não sei o que acontecerá a seguir; e isso é muito animador!*"

TEMA PARA A SEMANA 41

"Andrew Solomon escreveu que 'o oposto da depressão não é felicidade, mas **VITALIDADE**'."

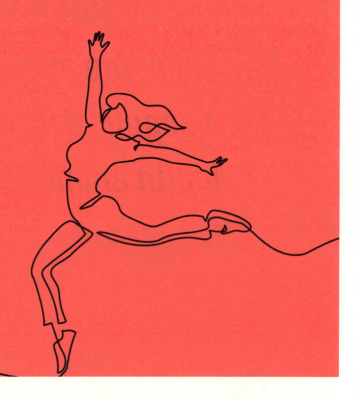

SEMANA 41 > VITALIDADE

DOMINGO / /

SEGUNDA-FEIRA / /

TERÇA-FEIRA / /

CHECK-IN DA GENTILEZA

A autorreflexão requer autocompaixão.
Como você tem conversado consigo mesma nesta semana?
Tem sido amável? É uma conversa sincera e proveitosa?

QUARTA-FEIRA / /

QUINTA-FEIRA / /

SEXTA-FEIRA   /   /

SÁBADO   /   /

REFLEXÃO PARA O FIM DE SEMANA

O que você descobriu sobre você mesma nesta semana?
O que você vai levar de bom desta semana para a próxima?

TEMA PARA A SEMANA 42

"Eu gostava, particularmente, desta frase frase do livro de Viktor Frankl: 'Existe um intervalo entre o estímulo e a resposta. Nesse intervalo está nosso **PODER DE ESCOLHA** para a nossa resposta'."

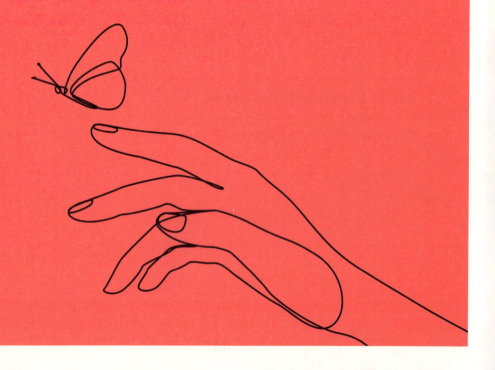

SEMANA 42 > RESPOSTAS *VERSUS* REAÇÕES

DOMINGO / /

SEGUNDA-FEIRA / /

TERÇA-FEIRA / /

CHECK-IN DA GENTILEZA

A autorreflexão requer autocompaixão.
Como você tem conversado consigo mesma nesta semana?
Tem sido amável? É uma conversa sincera e proveitosa?

QUARTA-FEIRA / /

QUINTA-FEIRA / /

"Quando trabalho a empatia com casais, em geral digo: 'Antes de falar, pergunte a si mesmo: *Como isso vai ressoar na pessoa com quem estou conversando?'.'"

SEXTA-FEIRA   /   /

SÁBADO   /   /

REFLEXÃO PARA O FIM DE SEMANA

O que você descobriu sobre você mesma nesta semana?
O que você vai levar de bom desta semana para a próxima?

TEMA PARA A SEMANA 43

"É apenas no **SILÊNCIO** que as pessoas podem, realmente, escutar a si mesmas. Falar pode mantê-las dentro de sua mente, e a uma distância segura das suas emoções. Ficar em silêncio é como **ESVAZIAR O LIXO**. Quando você para de jogar lixo no vazio – palavras, palavras e mais palavras –, algo importante vem à tona."

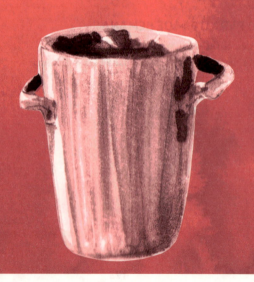

SEMANA 43 > SILÊNCIO

DOMINGO / /

SEGUNDA-FEIRA / /

TERÇA-FEIRA / /

CHECK-IN DA GENTILEZA

A autorreflexão requer autocompaixão.
Como você tem conversado consigo mesma nesta semana?
Tem sido amável? É uma conversa sincera e proveitosa?

QUARTA-FEIRA / /

QUINTA-FEIRA / /

SEXTA-FEIRA / /

SÁBADO / /

REFLEXÃO PARA O FIM DE SEMANA

O que você descobriu sobre você mesma nesta semana?
O que você vai levar de bom desta semana para a próxima?

TEMA PARA A SEMANA 44

"As verdades mais **PODEROSAS**, aquelas que as pessoas levam mais a sério, são as que elas descobrem pouco a pouco, por conta própria."

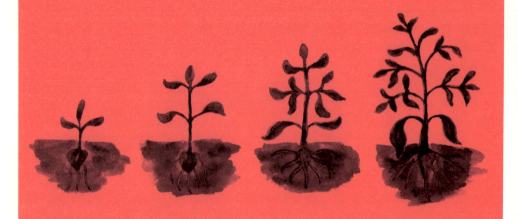

SEMANA 44 > PROGRESSO

DOMINGO / /

SEGUNDA-FEIRA / /

TERÇA-FEIRA / /

CHECK-IN DA GENTILEZA

A autorreflexão requer autocompaixão.
Como você tem conversado consigo mesma nesta semana?
Tem sido amável? É uma conversa sincera e proveitosa?

QUARTA-FEIRA   /   /

QUINTA-FEIRA   /   /

SEXTA-FEIRA / /

SÁBADO / /

REFLEXÃO PARA O FIM DE SEMANA

O que você descobriu sobre você mesma nesta semana?
O que você vai levar de bom desta semana para a próxima?

TEMA PARA A SEMANA 45

"Encarar a morte os obrigaria a viver mais plenamente, não no futuro, com alguma longa lista de metas, mas no *PRESENTE IMEDIATO*."

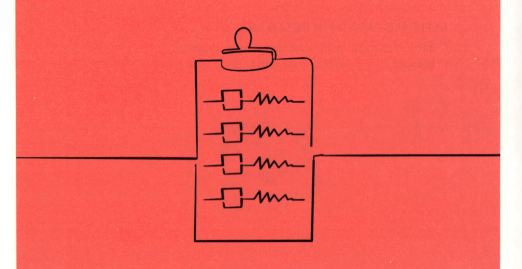

SEMANA 45 > VIVENDO O PRESENTE

DOMINGO / /

SEGUNDA-FEIRA / /

TERÇA-FEIRA / /

CHECK-IN DA GENTILEZA

A autorreflexão requer autocompaixão.

Como você tem conversado consigo mesma nesta semana?

Tem sido amável? É uma conversa sincera e proveitosa?

QUARTA-FEIRA   /   /

QUINTA-FEIRA   /   /

SEXTA-FEIRA / /

SÁBADO / /

REFLEXÃO PARA O FIM DE SEMANA

O que você descobriu sobre você mesma nesta semana?
O que você vai levar de bom desta semana para a próxima?

No livro *Talvez você deva conversar com alguém*, minha paciente Julie ficou surpresa com o que, ao final, ela colocou na lista de prioridades depois que um diagnóstico de câncer deixou seu futuro incerto.

Enumere ou desenhe quais prioridades e objetivos você teria se tivesse apenas uma semana de vida.

Como você gostaria de passar esses sete dias?

O que a está impedindo de fazer isso?

TEMA PARA A SEMANA 46

"Os relacionamentos na vida não terminam de fato, mesmo que você nunca mais veja a pessoa. Cada um de quem você foi próximo continua vivo em algum lugar **DENTRO DE VOCÊ**."

SEMANA 46 > PERDA

DOMINGO / /

SEGUNDA-FEIRA / /

TERÇA-FEIRA / /

CHECK-IN DA GENTILEZA

A autorreflexão requer autocompaixão.
Como você tem conversado consigo mesma nesta semana?
Tem sido amável? É uma conversa sincera e proveitosa?

QUARTA-FEIRA / /

QUINTA-FEIRA / /

"Perder alguém que ama é uma experiência profundamente solitária, algo que apenas você enfrenta de uma maneira própria e particular."

SEXTA-FEIRA / /

SÁBADO / /

REFLEXÃO PARA O FIM DE SEMANA

O que você descobriu sobre você mesma nesta semana?
O que você vai levar de bom desta semana para a próxima?

TEMA PARA A SEMANA 47

"Uma vez, durante meu estágio, uma supervisora me disse: **'TODO MUNDO** tem um lado simpático', e, para minha grande surpresa, descobri que ela tinha razão."

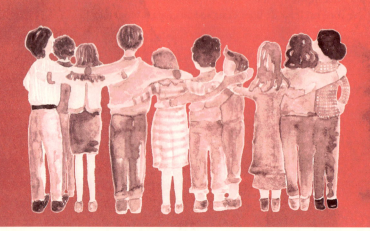

SEMANA 47 > PERSPECTIVA

DOMINGO / /

SEGUNDA-FEIRA / /

TERÇA-FEIRA / /

CHECK-IN DA GENTILEZA

A autorreflexão requer autocompaixão.
Como você tem conversado consigo mesma nesta semana?
Tem sido amável? É uma conversa sincera e proveitosa?

QUARTA-FEIRA   /   /

QUINTA-FEIRA   /   /

"Também pensei bastante em como uma pessoa pode ser uma coisa e outra, ao mesmo tempo."

SEXTA-FEIRA   /   /

SÁBADO   /   /

REFLEXÃO PARA O FIM DE SEMANA

O que você descobriu sobre você mesma nesta semana?
O que você vai levar de bom desta semana para a próxima?

TEMA PARA A SEMANA 48

Próximo do fim de sua vida, minha paciente Julie e eu sentamos juntas para escrever seu obituário. Há inúmeras formas para escrever a história da vida de uma pessoa, então Julie refletiu profundamente sobre o que era mais significativo para ela. O que aconteceria, imaginei, se todos tentássemos esse exercício muito antes de necessitarmos disso?

ISSO PODERIA NOS AJUDAR A VIVER MAIS PLENAMENTE?

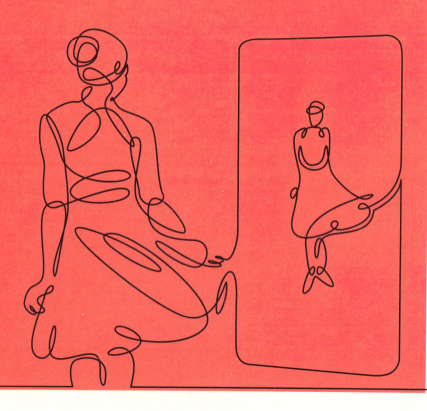

SEMANA 48 > MORTALIDADE

DOMINGO   /   /

SEGUNDA-FEIRA   /   /

TERÇA-FEIRA   /   /

CHECK-IN DA GENTILEZA

A autorreflexão requer autocompaixão.
Como você tem conversado consigo mesma nesta semana?
Tem sido amável? É uma conversa sincera e proveitosa?

QUARTA-FEIRA   /   /

QUINTA-FEIRA   /   /

SEXTA-FEIRA / /

SÁBADO / /

REFLEXÃO PARA O FIM DE SEMANA

O que você descobriu sobre você mesma nesta semana?

O que você vai levar de bom desta semana para a próxima?

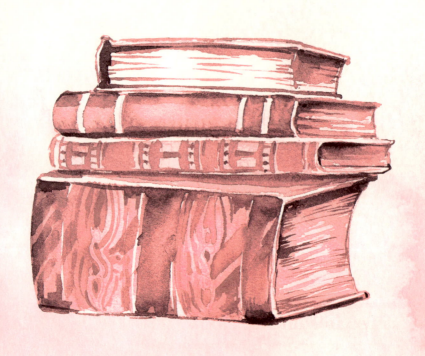

Escreva seu próprio obituário aqui.
Perceba no que você decidiu focar.

COMO QUER QUE SUA HISTÓRIA SEJA AO FINAL DA SUA VIDA?

TEMA PARA A SEMANA 49

"Que prazo você acha que deveria ter a sentença desse crime? Muitos de nós torturamo-nos **POR NOSSOS ERROS** durante décadas, mesmo depois de termos, genuinamente, tentado nos redimir. O quanto essa sentença é razoável?"

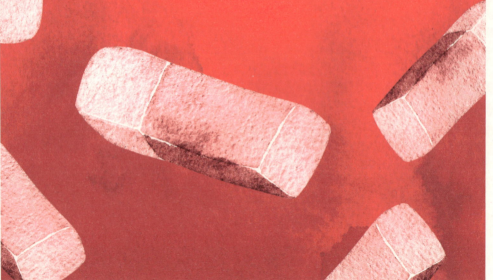

SEMANA 49 > AUTOCOMPAIXÃO

DOMINGO / /

SEGUNDA-FEIRA / /

TERÇA-FEIRA / /

"Na terapia, visamos à autocompaixão **(SOU HUMANO?)** *versus* a autoestima (um julgamento: **SOU BOM OU RUIM?**)."

Descreva como você pode demonstrar mais autocompaixão esta semana.

CHECK-IN DA GENTILEZA

A autorreflexão requer autocompaixão.
Como você tem conversado consigo mesma nesta semana?
Tem sido amável? É uma conversa sincera e proveitosa?

QUARTA-FEIRA / /

QUINTA-FEIRA / /

SEXTA-FEIRA   /   /

SÁBADO   /   /

REFLEXÃO PARA O FIM DE SEMANA
O que você descobriu sobre você mesma nesta semana?
O que você vai levar de bom desta semana para a próxima?

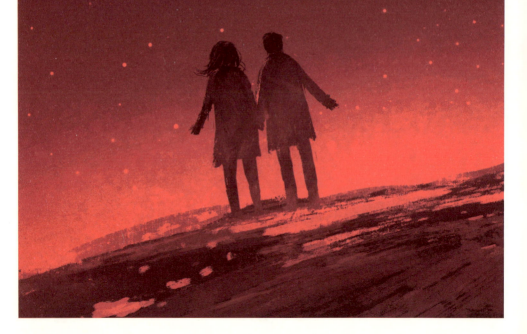

TEMA PARA A SEMANA 50

"Muitos de nós não dão o devido valor às pessoas que amamos e às coisas que achamos significativas, para no fim perceber, quando nossa data-limite é anunciada, que andamos patinando no projeto: **NOSSA VIDA**."

SEMANA 50 > VIVENDO COM INTENÇÃO

DOMINGO / /

SEGUNDA-FEIRA / /

TERÇA-FEIRA / /

CHECK-IN DA GENTILEZA

A autorreflexão requer autocompaixão.
Como você tem conversado consigo mesma nesta semana?
Tem sido amável? É uma conversa sincera e proveitosa?

QUARTA-FEIRA / /

QUINTA-FEIRA / /

"Vocês não recuperarão o tempo presente."

SEXTA-FEIRA / /

SÁBADO / /

REFLEXÃO PARA O FIM DE SEMANA

O que você descobriu sobre você mesma nesta semana?
O que você vai levar de bom desta semana para a próxima?

TEMA PARA A SEMANA 51

"Crescemos em ASSOCIAÇÃO com os outros."

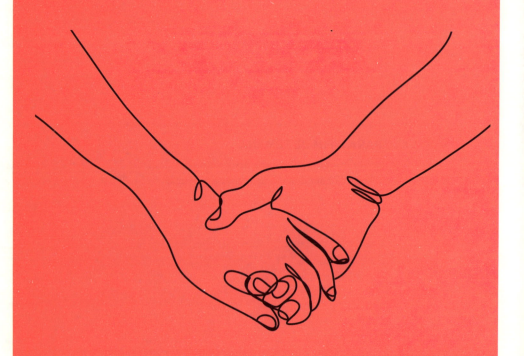

SEMANA 51 > CONEXÃO

DOMINGO / /

SEGUNDA-FEIRA / /

TERÇA-FEIRA / /

CHECK-IN DA GENTILEZA

A autorreflexão requer autocompaixão.
Como você tem conversado consigo mesma nesta semana?
Tem sido amável? É uma conversa sincera e proveitosa?

QUARTA-FEIRA   /   /

QUINTA-FEIRA   /   /

SEXTA-FEIRA / /

SÁBADO / /

REFLEXÃO PARA O FIM DE SEMANA

O que você descobriu sobre você mesma nesta semana?
O que você vai levar de bom desta semana para a próxima?

TEMA PARA A SEMANA 52

"A HISTÓRIA COM A QUAL UMA PESSOA CHEGA À TERAPIA PODE NÃO SER A HISTÓRIA COM A QUAL ELA SAI. O que foi incluído, de início, na narrativa, agora pode ser eliminado, e o que foi deixado de fora pode se tornar um ponto central da trama. Alguns personagens importantes podem se tornar insignificantes, e alguns personagens insignificantes podem vir a se tornar a atração principal. O próprio papel da pessoa também **PODE MUDAR, DE FIGURANTE PARA PROTAGONISTA, DE VÍTIMA PARA HEROÍNA.**"

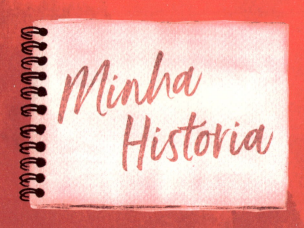

SEMANA 52 > NOVOS COMEÇOS

DOMINGO / /

SEGUNDA-FEIRA / /

TERÇA-FEIRA / /

CHECK-IN DA GENTILEZA

A autorreflexão requer autocompaixão.
Como você tem conversado consigo mesma nesta semana?
Tem sido amável? É uma conversa sincera e proveitosa?

QUARTA-FEIRA / /

QUINTA-FEIRA / /

SEXTA-FEIRA / /

SÁBADO / /

REFLEXÃO PARA O FIM DE SEMANA

O que você descobriu sobre você mesma nesta semana?
O que você vai levar de bom desta semana para a próxima?

Desenhe um autorretrato de como você se enxerga hoje. Olhe para o seu autorretrato de um ano atrás e perceba como você se desenvolveu.

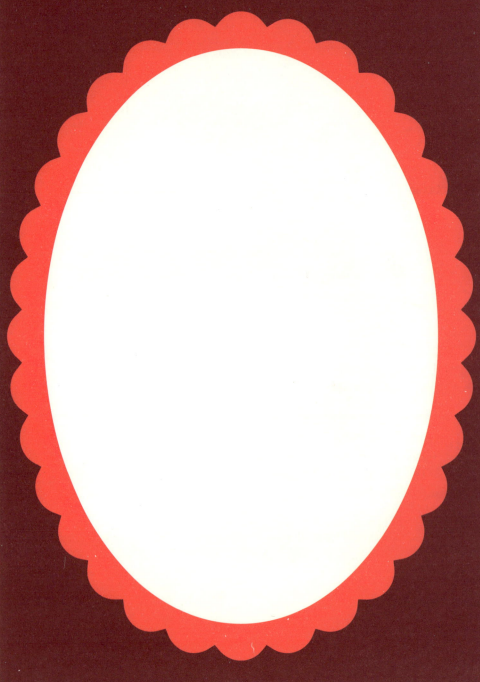

Este livro foi composto com tipografia URW DIN e Adobe Garamond Pro e impresso em papel Off-white 80 g/m² na Formato Artes Gráficas.